Der Gallenblasen Report

Meine Gallenblasen Operation

Der Gallenblasen Report
- Meine Gallenblasen Operation -
von Thomas G. Wittmann

Inhaltsverzeichnis

Vorwort

Vielen Dank, dass Sie mein Buch gekauft haben. Es handelt sich hier um einen Tatsachenbericht und um keine fiktive Geschichte.

Verstehen Sie das Buch in keinster Weise als Ratgeber oder als Ersatz für einen Arztbesuch.

Dieses Buch gibt lediglich meine eigenen Erfahrungen und Erlebnisse wieder bezüglich meines Beschwerdebildes und der damit verbundenen Entfernung meiner Gallenblase.

Ich gebe keine Tipps und ich stelle keine Diagnosen. Ich distanziere mich von jeglichen medizinischen Aussagen und möchte Sie bitten sich Fachärzten zuzuwenden wenn Sie beschwerden haben.

Verwenden Sie dieses Buch nicht als Deutungshilfe ihrer möglichen, gesundheitlichen Beschwerden. Dies kann und soll nur von einem Arzt erfolgen.

Es handelt sich bei dieser Publikation um kein Beratungsbuch, um keine Anleitung der Selbstdiagnose oder um einen medizinischen Ratgeber.

Bitte beachten Sie dies und wenden Sie sich zur Diagnosestellung direkt an Ihren Haus- oder Facharzt.

Vielen Dank für Ihr Verständnis
Ich wünsche Ihnen Viel Spaß beim Lesen meiner Lektüre, wenn man das so sagen kann.

Ihr Thomas Wittmann

Beschwerden

06.02.2018

Es tut verdammt weh im Bereich direkt mittig unter dem Brustkorb (kleines Dreieck). Es kommt mir vor, als ob jemand mit dem Fuß auf genau dieser kleinen Stelle steht und nicht aufhört darauf zu drücken. Was kann das sein? Ähnliche Beschwerden hatte ich bereits im Dezember des letzten Jahres, diese Beschwerden hielten nur ein paar Stunden. Es war dann eine zeitlang Ruhe (ca. 2 Monate). Nun verhielt es sich anders. Die Schmerzen blieben. Sie kamen langsam und wurden stärker. Es war aber keine Magen/Darm Geschichte, es handelte sich nicht um meinen Unterbauch, sondern die Schmerzen waren genau mittig unter dem Brustkorb. Verdammt. Was war da los? Am Tag vorher hatte ich mir Chilli con Carne gekocht. Das Hackfleisch lag schon zwei Tage im Kühlschrank (schlecht!).

Die erste Vermutung war, dass es an dem Hackfleisch lag, da es evtl. schon zu alt war. Am 07.02.2018 war ich mit Arbeitskollegen gerade unterwegs auf einer Messe. Nachdem wir unseren Stand aufgebaut hatten waren wir gegen 18 Uhr im Hotel und meine Schmerzen wurden langsam größer. Für 20 Uhr hatten wir uns zum Essen verabredet, bis dahin wollte ich mich ausruhen und versuchen dadurch die Schmerzen ein wenig in den Griff zu bekommen. Als mir die Sache zu blöd wurde habe ich versucht zu erbrechen, sprich mir den Finger in den Hals gesteckt. Es hat funktioniert, nur die Menge war nicht wirklich groß und die Schmerzen auch nicht unbedingt weg.

Nun gut. Ich ruhte mich noch aus und wartete bis ca. 20 Uhr. Mein Gedanke war, dass wenn ich etwas esse, es mir vielleicht doch wieder besser geht. Noch mal zur Erinnerung: Ich kenne meinen Körper. Solche Beschwerden hatte ich noch nie, bis auf die Zeit von vor zwei Monaten. Vor zwei Monaten habe ich diese Sache auf den Stress geschoben, als die Schmerzen wieder weg waren dachte ich mir, das war es gewesen. Nun sind die Schmerzen schlimmer als vorher. OK. Es geht ins Gasthaus. Ich bin ca. 1,76 cm groß, wiege 76 Kilogramm. Ich habe bis September letzten Jahres noch 83 Kilogramm gewogen, aber durch ein selbst inszeniertes Intervallfasten (Abends um 20 Uhr essen und dann nichts mehr essen bis 11 oder 12 Uhr

Mittag des nächsten Tages, zum Frühstück trinke ich eine Tasse Kaba.) konnte ich mein Gewicht entsprechend reduzieren.

Ich fühlte mich wesentlich besser mit weniger Gewicht. Es kann aber auch sein, dass zu schnelles Abnehmen Gallensteine verursacht. Vielleicht liegt es mit daran. Dazu später mehr!

Im Gasthaus: Ich hatte kein Lust etwas zu essen oder zu trinken. Abgesehen davon saß ich direkt neben der Tür. Auf/zu, auf/zu, auf/zu, auf/zu. Ich hatte keine Lust. Ich war einfach genervt. Schmerzen. Keine Lust auf Bier und Essen. Puh. Also gut, ich entschied mich für einen Flammkuchen, damit ich wenigstens irgendetwas esse. Dazu habe ich eine

Cola light getrunken und anschließend noch einen Cappuccino. Ich trinke immer einen Cappuccino nach dem Essen, aber hier half auch kein Cappuccino mehr um den Abend genüsslich abzuschließen.

Wegen meines Zustandes sind wir dann um ca. 21 Uhr wieder zurück in unser Hotel gelaufen. Ich hatte einfach nur Schmerzen. Um 21.30 Uhr war ich dann nach einer kurzen Dusche im Bett. An Schlaf war nicht zu denken. Ich wälzte mich von einer Seite auf die andere. Ich bin alle paar Minuten aufgestanden. Es kam mir so vor, als ob sich der Schmerz nun durch das Essen noch ein wenig verschlimmert hatte. Ich habe dann erneut versucht zu erbrechen, aber dieses Mal ist es mir schwerer gefallen und es hat leider nicht richtig funktioniert. Es folgte eine ruhelose Nacht. Ich habe so etwas noch nicht erlebt. Man kann nicht schlafen, obwohl man müde ist, weil man einfach starke Schmerzen hat. Das kann man nicht glauben, wenn man es selbst nicht erlebt hat. Ich hoffte immer noch, dass sich die Schmerzen so verhalten wie auch beim letzten Mal, sprich dass Sie einfach verschwinden und ich einschlafen kann. Ein paar Stunden Schlaf werden doch wohl möglich sein? Nein. An Schlaf war nicht zu denken! Es ging nicht. Diese Nacht, vom 7 auf den 8 Februar 2018 war eine der schlaflosesten Nächte meines Lebens.

Diese Nacht kommt gleich nach einer Nacht in New York, als meine damalige Begleiterin sich alleine auf den Weg machte und mit fremden Leuten feiern ging. Dies aber war eine andere Geschichte. Nachzulesen in meinem Buch "Daheim in Amerika" (www.daheiminamerika.de).

Zurück zur Nacht vom 07.02.2018.

Mitten in der Nacht machte ich mir bereits Gedanken, ob ich nicht in die Notaufnahme fahren soll. Dadurch, dass die Schmerzen mittig unter der Brust saßen war ich mir nicht sicher, ob es was mit dem Herzen zu tun hat. Mein Blutdruck ist meist etwas höher (im Schnitt 85/135) und daher machte ich mir so meine Gedanken. Ich bin nicht gefahren und habe die Nacht abgewartet.

Es war eine Höllennacht!

Erster Arztbesuch - erste Diagnose

08.02.2018

Morgens dann im 6 Uhr: Ich brauchte diesmal keinen Wecker. Ich war schon wach. Ich war die ganze Nacht wach. „So ein Dreck" dachte ich mir! Was hast du nur? OK. Der Tag läuft so nicht weiter. Ich musste zum Arzt. Es half alles nichts. Ich habe meine Sachen gepackt, mit meinen Kollegen die Lage besprochen und habe mich dann auf den Weg gemacht. Unser Hotel war ca. 1,5 Stunden Fahrzeit von dem Arzt meiner Wahl entfernt. Es war Mittwoch und der Arzt hatte nur bis 12 Uhr Sprechstunde. Einen Termin hatte ich nicht, war mir auch ziemlich egal. Ich habe mich direkt auf den Weg gemacht zu einer Praxis eines Internisten. Um ca. 9.30 Uhr war ich bei dem Arzt vor Ort. Der Wartebereich war voll. Nach einer kurzen Schilderung meiner Probleme war ich angenommen und ich durfte bleiben.

Es war die übliche Prozedur. Zuerst wurde ein EKG gemacht, dann wurde Blut abgenommen. Der dritte Schritt war dann eine Ultraschalluntersuchung welche direkt vom Arzt selbst vorgenommen wurde. Bei der Ultraschalluntersuchung wurden in der Gallenblase bereits kleine Steine festgestellt. Eine Erklärung für die Schmerzen hatten wir noch nicht gefunden. Eine Vermutung des Arztes war nun eine Entzündung der Bauchspeicheldrüse. Dies war aber noch nicht bestätigt, da die entsprechenden Blutwerte noch nicht ausgewertet waren. Der Arzt zeigte sich nun doch ein wenig besorgt und hat mich vorsichtshalber in die Notaufnahme des örtlichen Krankenhauses geschickt. Hier war es möglich, sofort Auskunft über die Blutwerte zu bekommen und eine Erkrankung der Bauchspeicheldrüse auszuschließen. Zusätzlich habe ich ein Medikament bekommen, welches ich Morgens und Abends einnehmen muss (Einen sog. Protonenpumpenhemmer, damit die Produktion der Magensäure vermindert wird). Mein Besuch beim Arzt war damit abgeschlossen. Ich sollte dann am kommenden Freitag zur Kontrolluntersuchung kommen.

Jetzt war aber zuerst der Termin im Krankenhaus angesagt. Also auf in die Notaufnahme. Wie ich später dann erfahren habe ist mit der Bauchspeicheldrüse nicht zu spaßen. Im Regelfall muss man in der Klinik bleiben, wenn die Blutwerte auf eine Entzündung hindeuten.

Notaufnahme im Krankenhaus

08.02.2018

Vom der Arztpraxis aus ging es auf direktem Weg in die Notaufnahme. Nach der Anmeldung und dem Papierkram wurde mein Blutdruck gemessen, ein Zugang gelegt und schließlich Blut abgenommen. Da man noch nicht wusste, ob es etwas mit der Bauchspeicheldrüse zu tun hat, dies aber auch nicht ausschließen konnte, wurde mir ein Zugang für einen Tropfer gelegt. Für den Falle meines Verbleibs im Krankenhaus musste dann nicht nochmal nicht noch gestochen werden! OK. Dann hatte ich mir auf jeden Fall eine Nadel gespart!.

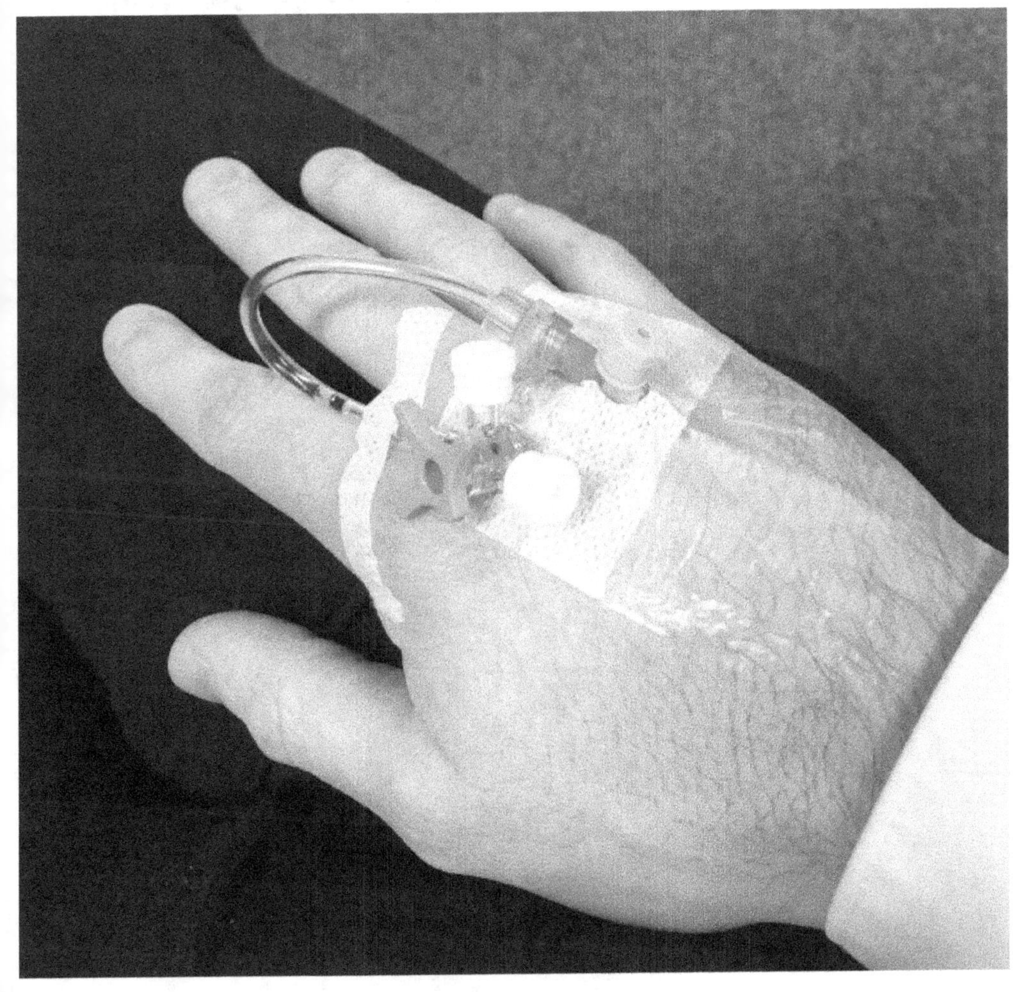

Zugang für Tropfer / Blutabnahme.

Jetzt hieß es erst mal abwarten. Ich musste mich etwa zwei Stunden gedulden bis ich dann an der Reihe war für weitere Untersuchungen. Das wichtigste waren in meinem Fall die Blutwerte, sprich wenn die Werte auf keine Entzündung hindeuteten, dann war mit der Bauchspeicheldrüse alles in Ordnung.

Ich hoffte natürlich, dass ich an diesem Tag in meinem eigenen Bett schlafen darf. Als ich an der Reihe war wurde nochmals ein EKG durchgeführt und anschließend kam die zuständige Ärztin und beurteilte meine Blutwerte. Die Werte deuteten auf eine Entzündung im Magen/Darm Bereich hin, aber es gab Entwarnung bezüglich der Bauchspeicheldrüse. An diesem Nachmittag durfte ich nach Hause gehen, aber um der Sache auf dem Grund zu gehen musste ich Freitag früh erneut den Facharzt aufsuchen. Es gab ja schließlich einen Grund für die Schmerzen. Nebenbei gab es noch eine kleine Überraschung bei der wiederholten Ultraschalluntersuchung am Freitag morgen.

zweiter Arztbesuch - zweite Diagnose und Schlussfolgerung

09.02.2018

Am Morgen des 9 Februars 2018 bin ich zur Nachuntersuchung bei meinem Facharzt. Das Blut wurde am Vortag im Krankenhaus analysiert und es wurden leicht erhöhte Werte festgestellt. Mein behandelnder Arzt hat mich erneut darauf hingewiesen, dass ein erster Arztbesuch absolut berechtig war und ich die richtige Entscheidung getroffen hatte.

Wenn die Bauchspeicheldrüse ein Problem hat oder entzündet ist, dann steht man vor einer ganz anderen Situation. Schnelles Handeln ist dann gefragt und vor allem richtiges.

Dieser Kelch ging an mir vorüber. Es galt nun final herauszufinden was meine Schmerzen in der Nacht von 7.2 auf 8.2 verursacht haben. Ein Gedanke war von Anfang an verdorbenes Essen. Am 3.2. hatte ich Hackfleisch gekauft, es aber erst am 5.2. Abends zubereitet. Dies könnte ein Grund für die Schmerzen gewesen sein.

Wie schon bei der ersten Ultraschalluntersuchung am Mittwoch wurden auch Gallensteine diagnostiziert, sprich es ist auch möglich, dass sich solch ein Stein gelöst hat und dieser die Schmerzen verursacht hat.

Was jedoch noch mehr Aufsehen erregte war die Tatsache, dass nun bei der Ultraschalluntersuchung ein Polyp in der Gallenblase festgestellt wurde. Der Polyp hatte nach Messungen am Ultraschallgerät die Größe von ca. 2 cm. Man kann nicht genau sagen, wo so etwas herkommt. Der Polyp war so gut zu sehen, dass der Arzt seinem Kollege zu Rate zog und gemeinsam dieses Polyp-Objekt diskutiert wurde.

Relativ schnell kam der Kollege zu dem Schluss, dass die Gallenblase aufgrund dieses Objekts zu entfernen wäre. Die Tage meiner Gallenblase waren mit diesem Arztbesuch gezählt. Ab jetzt drehte sich alles darum ein passendes Krankenhaus und einen Termin zu finden um die Gallenblase schließlich zu entfernen. Dadurch, dass sowieso Stein festgestellt wurde war die Entscheidung mehr als einfach, dass die Gallenblase entfernt werden soll.

Im Folgenden noch die Ultraschallbilder des Polypen (roter Kreis) in der Gallenblase:

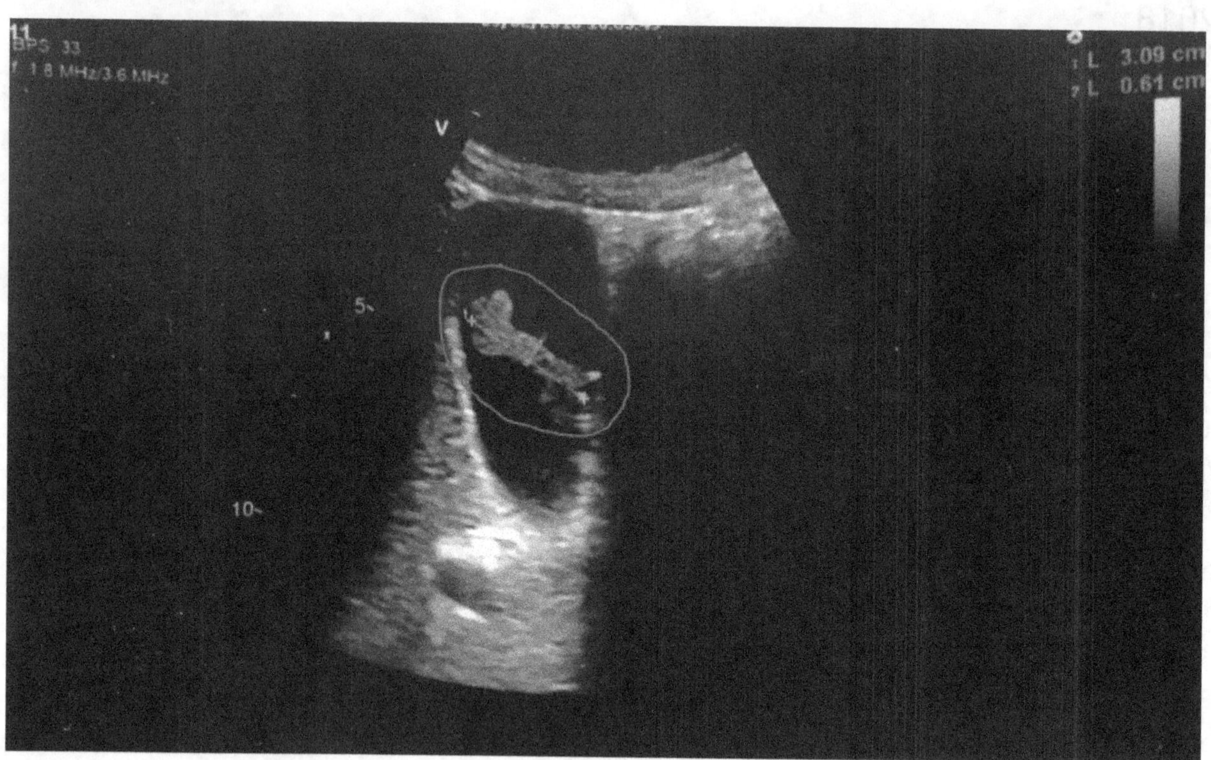

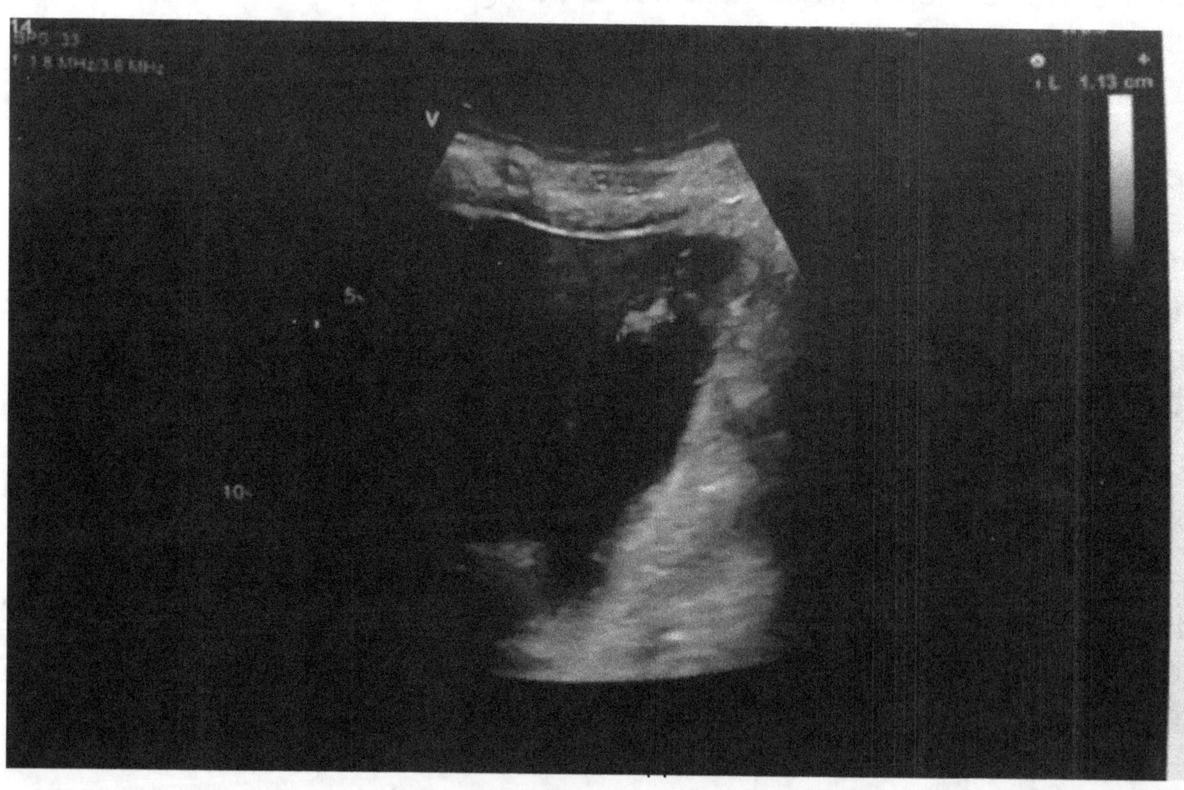

Gallenblasenpolyp ohne Bemaßung:

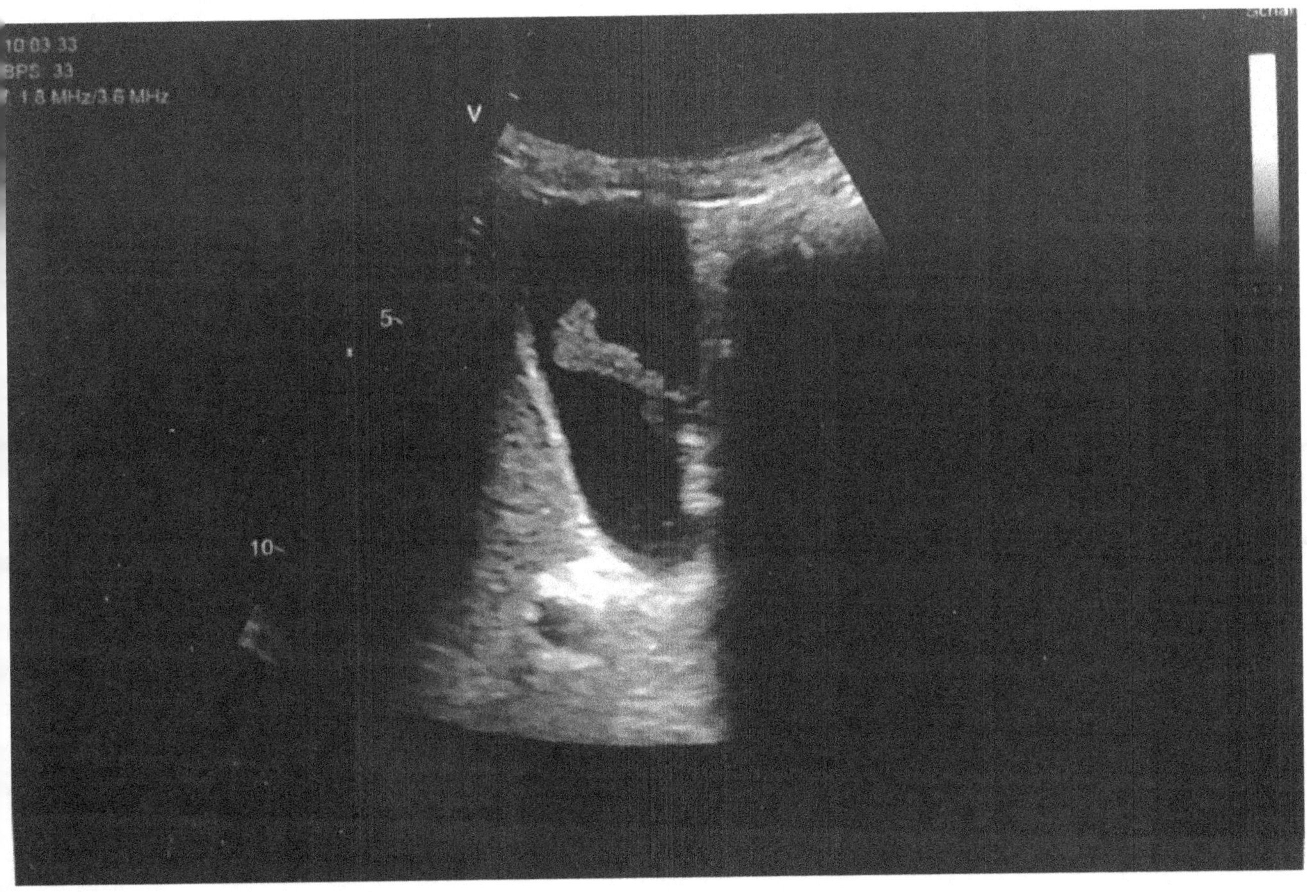

Nachdem alles geklärt war, empfahl mir der Facharzt noch eine Klinik, in der ich mich melden sollte. Von diesem Zeitpunkt an hat der Arzt damit nichts mehr zu tun. Alles Weitere wird nun von den Klinikärzten abgeklärt und ein Operationstermin festgelegt. Es gibt hier quasi noch die zweite Meinung eines weiteren Ärzteteams, aber in meinem Fall ist es ziemlich klar, dass die Gallenblase entsprechend entfernt wird auch um Spätfolgen zu vermeiden. Man kann nicht sagen wie sich der Polyp entwickeln wird und was daraus entstehen kann. Es wird auch so sein, dass die komplette Gallenblase pathologisch untersucht wird um genau zu wissen um was es sich letztendlich handelt.

Überweisung zum Chirurgen und weitere Untersuchungen

12.02.2018

Nachdem ich am Freitag, den 09.02.2018 meinen letzten Besuch beim Facharzt hatte wurde mir eine Klinik empfohlen in der ich mich bezüglich meines Problems melden sollte. Ich habe dort angerufen und gleich einen Termin für den nächsten Montag bekommen. Es ging dann alles recht schnell und die Untersuchungen wurden quasi wiederholt und verfeinert.

Am 12.02.2018 hatte ich das erste Gespräch mit der zuständigen Fachärztin. Nach meiner Schilderung der Lage wurden weitere Untersuchungen durchgeführt. Wieder wurde Blut abgenommen, ein EKG durchgeführt und auch mit Ultraschall der Bauchraum und der Bereich der Gallenblase wieder sichtbar gemacht. Leider war in diesem Fall der Polyp nicht zu sehen, was aber nicht heißt, dass er nicht vorhanden ist. Um hier Klarheit zu bekommen sollte ein MRT die Geschichte final klären und Gewissheit schaffen. Der MRT Termin wird noch auf den gleichen Tag festgelegt, da Kapazitäten frei sind. (Da ich im MRT eingeschlafen bin war ich frisch und munter und bereits um 11 Uhr auf dem Weg zurück ins Büro.) Mein Termin am 13.02.2018 war relativ kurz.

14.02.2018

Mein nächster Termin war für Mittwoch, den 14.02.2018 angesetzt. Zu diesem Zeitpunkt war ich noch nicht krankgeschrieben. An diesem Tag habe ich meinen ersten Kundentermin abgesagt und bin dann um 9 Uhr wieder in die Klinik gefahren. Es ging alles ziemlich flott und ich konnte meinen Zeitplan einhalten, denn um 13 Uhr hatte ich einen Kundentermin in Lohr am Main, bei Würzburg, sprich ich hatte noch ca. 2 Stunden Autofahrt vor mir.

An diesem Tag (14.02.2018) haben wir kurz über die MRT Aufnahmen gesprochen. Erstaunlicherweise war von dem Polyp nichts auf dem MRT zu sehen.

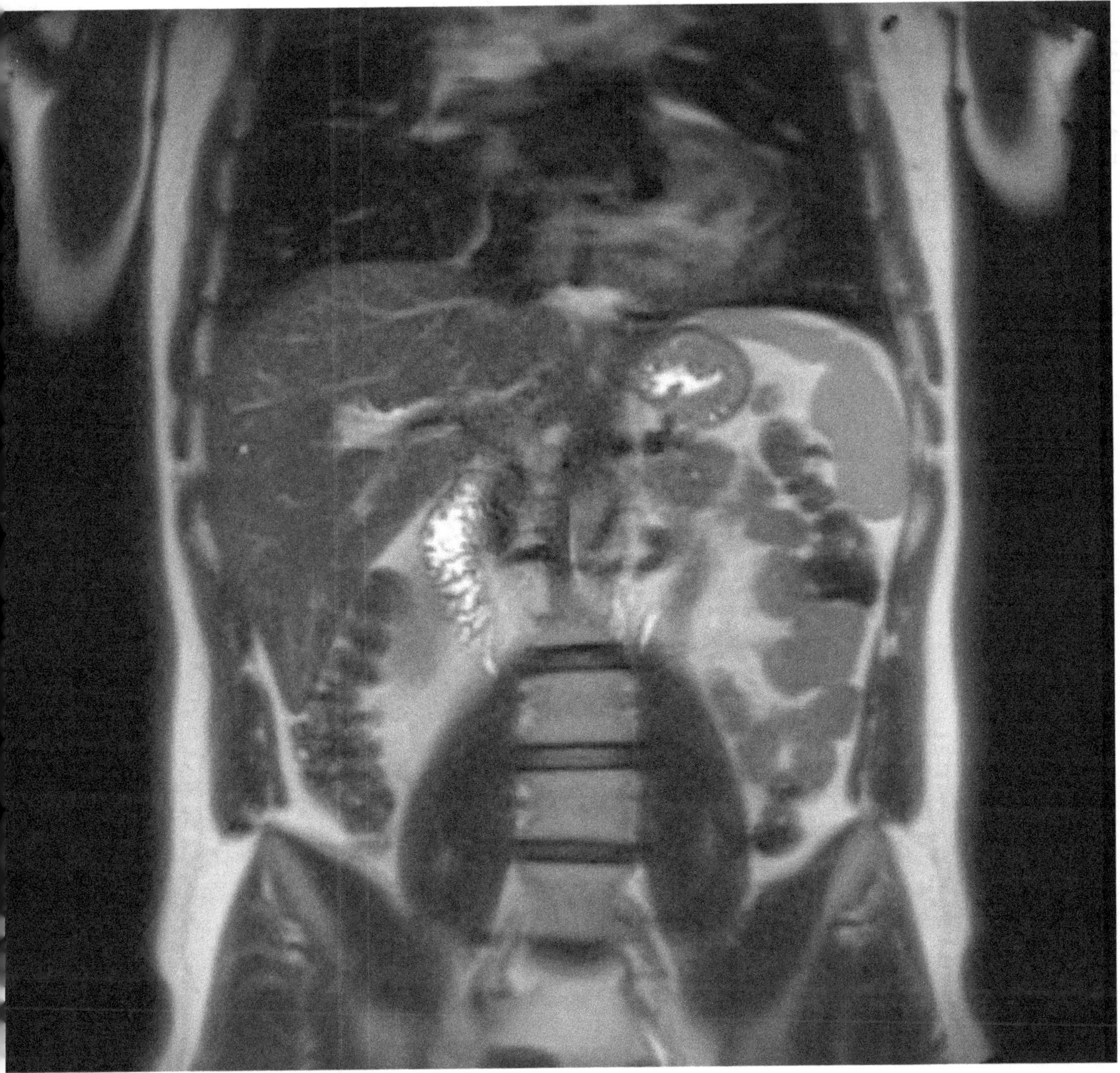

Für Laien wie mich ist es außerordentlich Schwierig auf solchen Bildern irgendetwas zu erkennen.

Außerdem habe ich die weitere Vorgehensweise mit der Ärztin besprochen, bzw. hat mich die Ärztin bezüglich der weiteren Schritte beraten. Obwohl der Polyp nicht auf den MRT Aufnahmen zu erkennen war wird mir zu einer Entfernung der Gallenblase geraten.

Es steht außer Frage, dass dieser Eingriff gerechtfertigt ist, da ja definitiv Gallensteine vorhanden sind und diese auch für meinen vergangenen Zustand mit verantwortlich sein können. Wohl gemerkt, ich bin im Moment absolut schmerzfrei, habe keine Beschwerden oder fühle mich in irgendeiner Weise unwohl. Ein Termin stand gleich fest für die Operation. Am nächsten Montag (19.02.2018) sollte es losgehen.

Vorher stehen noch ein paar Untersuchungen und Gespräche (Anamnese und Anästhesiebesprechung) an. Da ich am Donnerstag noch ein paar berufliche Termine habe legten wir die Besprechungen auf Freitag, den 16.02.2018 auf 8.30 Uhr.

Planung der Gallenblasen Operation

16.02.2018

Letzter Arzttermin vor der Operation am kommenden Montag. Bevor die Operation (Cholezystektomie, Entfernung der Gallenblase) erfolgt wird der Patient noch über den Vorgang informiert. Hierzu gehören das Aufklärungsgespräch, das Anästhesiegespräch und die Anamnese. Das erste Gespräch ist das Aufklärungsgespräch. Hier wird besprochen wie der Eingriff durchgeführt wird. In meinem Fall wird die Gallenblase laparaskopisch (Kleinschreibung: wie wird er entfernt?) entfernt. Diese Methode wird heute in den meisten Fällen verwendet. Laparoskopisch bedeutet, dass für die Entfernung des Organs kein Schnitt in der Bauchdecke durchgeführt wird, sondern dass die Operationsgeräte durch kleine Löcher in der Bauchdecke eingeführt werden. Mit dem Laparoskop (optisches Instrument) kann der Arzt erkennen an welcher Stelle er sich mit den Instrumenten im Bauchraum befindet. Bevor die Operation beginnt wird der Bauchraum mit Kohlendioxid gefüllt. Dann wird durch einen kleinen Schnitt am Nabelrand das optische Gerät (Laparoskop) mit Minikamera in den Bauchraum eingeführt. Drei weitere kleine Schnitte werden für die Operationswerkzeuge benötigt. Die Gallenblase wird dann von der Leber gelöst und aus der Bauchhöhle herausgezogen. Gallensteine werden ebenfalls mit entfernt. Da es sich um eine relativ kleine Operation handelt ist die Chance eher gering, dass etwas daneben geht. Wir konnten die Vorbesprechung schnell abschließen.

Es ging dann weiter in die Anästhesie. Bei diesem Operationsverfahren wird eine Vollnarkose angewendet, sprich man wird komplett Betäubt und bekommt nichts mit. Über die vorher angebrachte Kanüle wird ein sehr schnell wirkendes Narkosemittel gespritzt. Weitere Schmerz- und Narkosemittel werden hinzu gegeben. Ein Beatmungsschlauch wird durch den Mund in die Luftröhre eingeführt. Es gibt hier einige Methoden die zur Anwendung kommen können. Neben den Fragen bezüglich Arzneimitteln und Erkrankungen, Allergien etc. wird man auch gefragt, ob alle Zähne fest sitzen! Das Narkosegespräch dauert ca. 20 Minuten.

Weiter geht es zur Anamnese. Diese Besprechung ist die kürzeste. Ein Fragebogen mit den persönlichen Daten muss ausgefüllt werden. Der

Fragebogen beschäftigt sich vor allem mit Vorerkrankungen, Allergien, bereits durchgeführten Operationen, Unverträglichkeiten und regelmäßig verwendeten Medikamenten. Im Prinzip dauert das Anamnesegespräch nur ca. 5 - 10 Minuten.

Nach dem Anamnesegespräch bin ich soweit fertig und für die Operation am nächsten Montag scheint alles geklärt. Nun ist es nur noch eine Frage der Zeit. Wenn alles glatt läuft, dann bin ich am Montag mittag Gallenblasenfrei. Meine OP ist als zweiter Termin angesetzt, um 10 Uhr am 19.02.2018. Am Montag Morgen muss ich bereits um 6.30 Uhr im Krankenhaus an der Anmeldung sein.

Operationstag

19.02.2018

An meinem Operationstag war ich also schon um 6.30 Uhr in der Klinik bestellt. Ich hatte meine Anreise selbst durchgeführt. Der Plan war, dass ich meine Eltern entsprechend entstresse. Ich entschließe mich zur eigenen Anreise mit meinem Auto. In der Tiefgarage konnte man ganz bequem, fast neben dem Klinikeingang parken. Perfekt! Mein Plan ist, dass ich selbst wieder zurückfahre, oder wenn ich nicht dazu in der Lage bin, dass ich meinem Vater Bescheid gebe und er sich dann ins Krankenhaus fahren lässt um mich abzuholen. OK, soweit alles in Ordnung und geplant. Ich war da und die letzten Stunden meiner Gallenblase waren gezählt. Nach einer kurzen Wartezeit von ca.15Minuten wurde mir mein (Einzel-) Zimmer zugewiesen.

Ja, es war schon mehr ein Hotelzimmer als ein Krankenhauszimmer. Das hatte ich so nicht erwartet. Ich fühlte mich auch nicht wie im Krankenhaus. Es war mehr so, wie im Vier-Sterne Hotel mit persönlicher Betreuung. An diesem Tag war ich der zweite Patient, der operiert wird am19.2. Die Zeit ist für 10 Uhr festgesetzt.

Der Oberarzt begrüßt mich auch noch kurz nach meiner Ankunft und erklärt mir gleich freudig, dass es bei der OP auf gar keinen Fall vorkommen kann, dass z.B. eine Armbanduhr oder Ähnliches im Bauchraum vergessen wird. Die Behandlungsöffnungen würde das wegen der geringen Größe gar nicht zulassen.

Ich bin beruhigt und freue mich auf die Narkose, damit ich von dem Treiben nichts mehr mitbekomme!

Bis es zur Operation selbst geht muss das übliche Prozedere durchgeführt werden, sprich Thrombosestrümpfe, Einmalunterhose, Patientenkittel (hinten offen!). Nicht zu vergessen das Datenarmband (Klinik, Name, Geburtsdatum) um den Patienten (Mich) wieder zu erkennen, und vor allem um die richtige Operation durchzuführen.

OK, es geht los. Rock'n Roll.

Mein freundlicher, griechischer Krankenpfleger schiebt mich mit meinem Bett Richtung in Anästhesie. Es gibt kein Zurück. Die Tage meiner Gallenblase sind wohl gezählt. Ich bin nun in der Anästhesie Abteilung. Von meinem Bett geht es auf die OP Liege.

Was ganz toll ist: ich werde mit gewärmten Decken (grün) zugedeckt. Angenehm! Kurz vor Beginn werde ich erneut gefragt, was an mir repariert wird. (Ich dachte mir nur, dass müsst Ihr doch wissen!).

Jetzt geht es auch schon los.

Die Narkose wird eingeleitet und mir wird gesagt, dass ich in Kürze einschlafen werde. Ich dachte mir zuerst, ja hoffentlich! Gefühlt tat sich zuerst rein gar nichts. Dann war ich scheinbar weggetreten. Gefühlte 10 Sekunden später wache ich auf, es war jedoch schon 11.30 Uhr. Ich habe vier kleine Wunden am Bauch. Alles Wichtige ist noch an mir dran. Puh! Ich habe absolut nichts mitbekommen.

Nichts gespürt. Rein gar nichts. Faszinierend.

Man kann so etwas überhaupt nicht glauben. Für mich ist so ein Eingriff ein kleiner Wunderservice der Medizin. Für die Ausführenden Ärzte ist dies "Daily Business". Ich bin froh, dass es so ist.
Ich habe größten Respekt vor der Arbeit dieser Menschen. Ein großes Lob, dass es solche Leute gibt und dass uns in diesem Land so gut geholfen werden kann. Solange man gesund ist, macht man sich hierüber wenig Gedanken.

Nach der Operation

19.02.2018 - ca. 11 Uhr

Wie geht es weiter? Man schiebt mich wieder auf mein Zimmer und ich ruhe mich erst mal aus. Es ist ca. 12 Uhr als ich auf meinem Zimmer eintraf. Ich wurde an einen Tropfer angeschlossen der Schmerzmittel in meinen Blutkreislauf abgibt. Alles gut bisher. Kurze Zeit später konnte ich schon aufstehen.

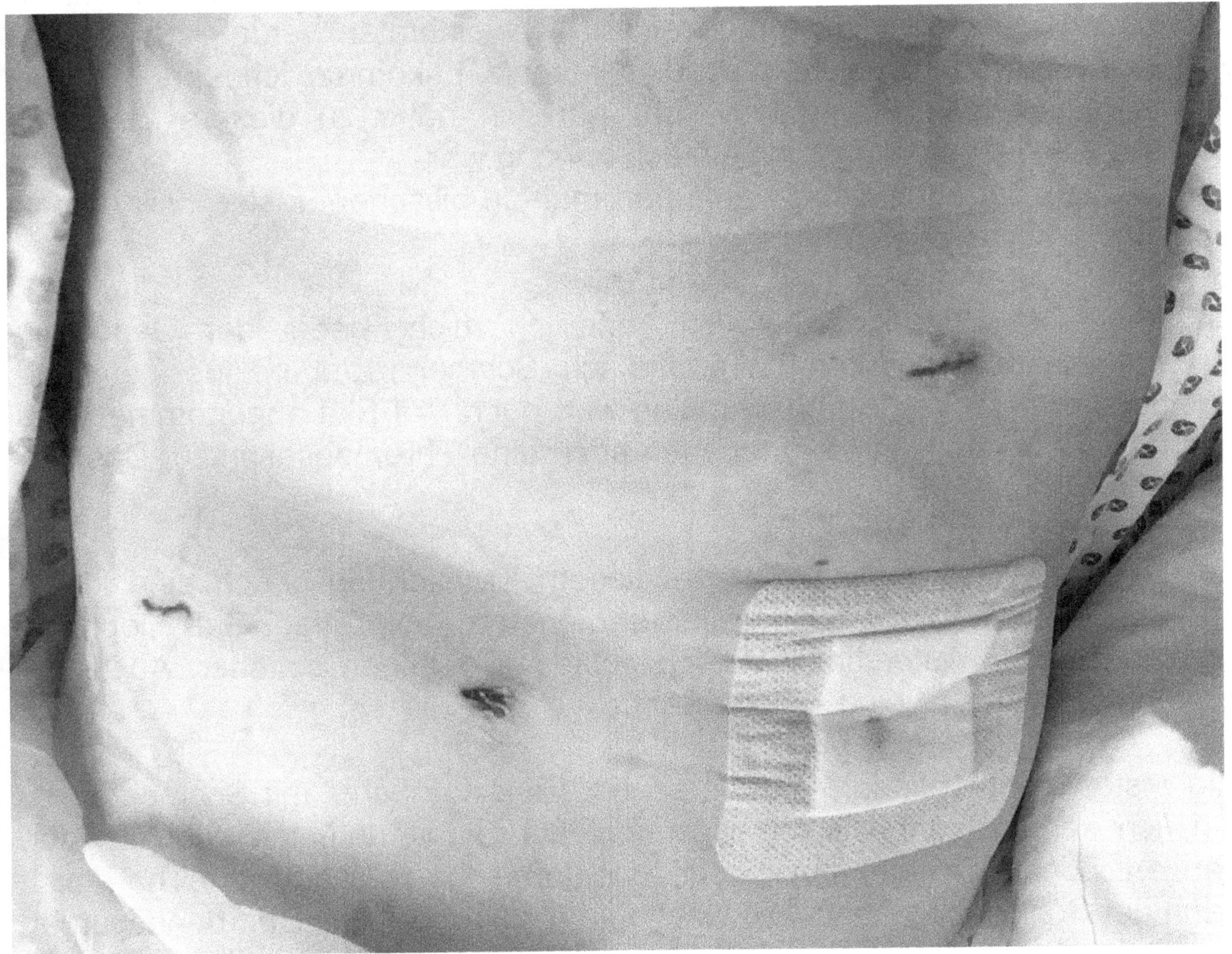

Foto kurz nach der Operation. Das Pflaster bedeckt den Bauchnabel

Mann muss sich das mal vorstellen: Vor zwei Stunden steckten irgendwelche Werkzeuge in meinem Bauch und es wurde ein „Organ" entfernt. Nun kann ich schon wieder aufstehen und mir geht es gar nicht so schlecht. Das ist schon wirklich beeindruckend.

Man kann wirklich dankbar sein, dass heutzutage so etwas in so kurzer Zeit möglich ist, und dass bei der Operation alles zur Zufriedenheit verlaufen ist.

Hunger! Ich habe nun wirklich Hunger. Seite gestern Nachmittag um 13 Uhr habe ich nichts mehr gegessen. Es ist mittlerweile 14.30 Uhr des darauf folgenden Tages und ich könnte einen Schweinbraten verdrücken. Stopp. Soll man ja erst mal nicht machen. Deshalb bekomme ich eine delikate Kartoffelsuppe. Die Suppe war sehr gut. Ich hätte zu diesem Zeitpunkt sowieso alles gegessen, da ich einfach hungrig war.
Aber es schadet auch nicht, wenn man mal ein bisschen „fastet". Wir sind ja nicht im All-Inklusive Hotel.

Als der erste Hunger gestillt ist, kann ich mich wieder der Genesung zuwenden. Zwischendurch bekomme ich Schmerzmittel in flüssiger- und Tablettenform. Gegen Spätnachmittag wird noch mal Blut abgenommen und nach dem Abendessen bekomme ich noch eine Thrombosespritze. Das war es wohl mit den Spritzen.

Es ist noch zu sagen, dass es in diesem Krankenhaus auch eine kleine Lounge gibt in der man sich selbst bedienen kann (Kaffee, Saft, Joghurt). Dies macht den Aufenthalt natürlich noch ein bisschen schöner. Auch das kostenlose WLAN ist eine schöne Sache.

Die erste Nacht ist leider nicht so schön. Dies hat nichts mit Schmerzen zu tun, ich kann einfach nicht einschlafen. Das kann natürlich auch an den ganzen Schmerzmitteln und Medikamenten liegen. Irgendwann hat mich dann der Schlaf übermannt. Die Nacht ging bis um ca. 5.30Uhr, dann wurden mir die nächsten Tabletten gebracht. Und ich war dann schließlich wach. Ab 6 Uhr habe ich gelesen und dann ging es auch schon weiter mit den Besuchen.

Tag 2 in der Klinik

20.02.2018

... um 7 Uhr war das Frühstück am Bett. Dann habe ich erst mal in Ruhe gefrühstückt, soweit das möglich war. Ich wurde aber unterbrochen. Um 7.30 Uhr war auch schon die Visite da. Der Arzt sagte mir, dass bei der Operation nichts Ungewöhnliches aufgefallen ist. In der Galle waren laut Arzt zwar Steine vorhanden, aber ansonsten gab es keine Besonderheiten oder Abnormalitäten. Auch im Raum um die Gallenblase, sprich im Bauch war, soweit man es beurteilen kann alles in Ordnung.

Wenn man hier schon mal mit der Kamera drinsteckt, dann guckt man sich natürlich gleich ein wenig um, ob man nicht doch noch was findet. Laut Arzt, ist auch hier alles OK.

Ich wurde ja dann im OP wieder ordnungsgemäß verschlossen. Ein Glück! Ich hatte schon oft Glück und diese Operation und die Ergebnisse zähle ich auch dazu. (Es war großes Glück für mich, dass nichts anderes gefunden wurde und es war das Können der Ärzte, dass die Operation so gelungen abgelaufen ist.)

Die Galle wird final noch vom Pathologen untersucht um generell auszuschließen, dass es sich bei dem festgestellten Polypen nicht um etwas Bösartiges handelt. Die Ergebnisse hierzu erwarte ich noch. Die Visite dauerte weniger als fünf Minuten. Der Chefarzt suggerierte mir, dass ich am Morgen des nächsten Tages entlassen werde. Genau so war es auch vorhergesagt. Zwei Nächte und das Thema Gallenblase soll Geschichte sein.

Natürlich war ich vorbereitet auf die Visite und habe die kurze Zeit genutzt um ein paar wichtige Fragen zu stellen.
Meine Fragen an den Oberarzt:

Frage:
Wie lange darf man keinen Sport machen?

Antwort:
Wenn man aufpasst, kann man sofort wieder Anfangen, man soll es aber nicht übertreiben. (Ich warte lieber!)

Frage:
Darf ich irgendetwas nicht mehr essen, oder nie mehr essen?

Antwort:
In den ersten vier Wochen nicht zu fettig essen.

Frage:
Wie verhält es sich mit Alkohol?

Antwort:
Alles OK. Macht keine Probleme. (leichtes Grinsen)
Frage:
Wann bekomme ich die Krankmeldung für meinen Arbeitgeber?

Antwort:
Bei der Entlassung wird diese ausgestellt.

Besonderheiten:
Es dauert noch ca. einen Monat, bis sich der Gallengang genügend geweitet hat. Wenn dieser Prozess abgeschlossen ist, dann sollte man ohne Probleme so essen können wie auch vor der Operation.

Nach der Visite konnte ich mich wieder dem Frühstück widmen. Dieses fiel eher sparsam aus. Es gab eine Semmel, ein Stück Brot, Butter Marmelade, zwei Scheiben Käse und zwei Scheiben Schinken + einen Joghurt. Tee inklusive. OK. Ich hoffe auf das Mittagessen. So richtig satt wurde ich noch nicht, aber hallo, die Gallenblase wurde entfernt. Was will man da schon erwarten? Ich wurde gestern operiert!

Noch währen ich frühstücke kam die nächste Schwester samt Helfer. Mein Blutdruck und die Körpertemperatur wurde gemessen. Mein Blutdruck lag bei ca.145/93 und meine Körpertemperatur bei angenehmen 36 Grad. Alles gut soweit. Ja, der Blutdruck ist erhöht, aber das ist halt so. Die nächste Dame, die in mein Zimmer kam war für das Frühstück am

nächsten Morgen zuständig. Ich wurde gefragt was ich denn wolle. Ich habe gefragt, was es denn gibt. Wir einigten uns auf das Gleiche wie auch heute morgen. Müsli wäre möglich, wollte ich aber vermeiden. OK. Weiter geht es. Die nächste Dame war vom Empfang. Ich musste noch ein Dokument unterschreiben. Es artet langsam in Arbeit aus. Alle zehn Minuten eine andere Störung und ich mitten im Heilungsprozess. Zwischendurch habe ich mir den Zugang für den Tropfer / Schmerzmittel entfernen lassen. Dieser ist nicht mehr nötig. Auf einmal steht eine Dame von der Krankengymnastik im Zimmer. … Kennen Sie noch den ersten Teil des Werner Films, als Werner im Krankenhaus liegt und seine Ruhe haben will, aber alle fünf Minuten kommt jemand anders ins Zimmer? Anderes Thema, ähnliche Situation!

Die nette Dame von der Krankengymnastik drückt an meinen Nähten herum und sieht sich meine Schulter an. Ja, richtig. Die Schmerzen in der Schulter nach der OP waren fast noch größer als die eigentlichen Schmerzen im Bauch. Alles war aber in einem erträglichen Rahmen und es war einfach auszuhalten. Auf die Frage der Krankengymnastikdame, ob ich denn schon Treppen gestiegen bin oder mich schon ein wenig bewegt habe, hatte ich ihr erklärt, dass ich durchaus schon mehrmals in Bewegung war und mir diverse Cappucchini geholt habe.

Mittlerweile ist es 11 Uhr und die Zeit geht vorbei wie im Flug. Ich warte sehnsüchtig auf mein Mittagessen. Ich habe schon wieder Hunger. Ich komme mir vor, als hätte ich Tagelang nichts gegessen. Zudem habe ich Bierdurst und Lust auf Schweinebraten mit Klößen. Schäufele wäre auch denkbar. Leider steht das in der nächsten Zeit nicht auf meiner Speisekarte.

12 Uhr. Essen kommt. Es gibt eine Gemüsesuppe als Vorspeise und als Hauptgericht Nudeln mit Pilzen und Hähnchenstücken in einer Soße. Das reicht für den Moment, aber wenn es abends wieder nur zwei Scheiben Wurst gibt, dann haben wir wohl ein Problem!

Nach unzähligen Störungen diverser Menschen, Pfleger und Ärzte in meinem Zimmer ist es auch schon 18 Uhr und das Abendessen steht im Zimmer. Zu der kläglichen Wurst und dem verhungerten Käse hatte sich noch eine Tomate gesellt, die hellrot auf dem Teller strahlte. Gut. Zumindest ein wenig Gemüse dabei. Da kann man etwas draus machen. Ich bastelte mir mit den vorhandenen Komponenten (Butter, Salz, Pfeffer, Brot etc.) ein Sandwich. Eintönig.

An diesem Abend war ich zwar schon um 21 Uhr müde und löschte das Licht, aber ich konnte wieder nicht schlafen. Es dauerte noch eine ganze Weile bis ich schließlich so weit war und eingeschlafen bin.

Tag 3 in der Klinik

21.02.2018

Der Tag der Entlassung. Ich war schon um 5.30 Uhr wach. Um 6 Uhr hatte ich mich schon vorbereitet, ich hatte mich rasiert, gewaschen und Zähne geputzt. Mit dem Frühstück war ich bereits fertig. Es gab, man glaubt es kaum, zwei Scheiben Wurst, zwei Scheiben Käse, Marmelade, zwei Scheiben Brot und eine Semmel. Mit war schlecht beim Gedanken daran. Dieses Frühstück trug nicht zu meinem Wohlbefinden bei. Nachdem die Schwester das Frühstück in mein Zimmer gebracht hatte, sah ich mir die Situation kurz an, rollte den Käse und die Wurst zusammen und aß die Vier Scheiben im stehen. Fingerfood. Das Brot habe ich nicht angefasst. Ich wollte einen Cheeseburger und ich werde das auch wahr machen! Mittlerweile war ich genervt vom Essen. Mir ist klar, dass man nach solch einer Operation vorsichtig sein muss, aber ich bin hier nicht auf einer Fastenkur. Ich wollte etwas Handfestes zu essen. Punkt.

Die Visite folgte pünktlich um 7.30 Uhr. Zu dieser Zeit war bereits mein Fernseher an und ich habe nebenbei Zeitung gelesen. Auch diese Visite kam schnell zu einem Ende. Nach einem kurzen Blick auf meine Narben von der OP war der Arzt auch schon wieder fertig.

Auch diesen Morgen hatte ich mir wieder ein paar Fragen notiert.

Frage:
Was soll ich tun wenn ich zuhause bin und Schmerzen auftreten?

Antwort:
Wir geben Ihnen noch ein Rezept für Schmerzmittel mit.
Frage:
Ich hatte die ganze Nacht über ein Bauchgrummeln?

Antwort:
Das ist normal, das geht von selbst wieder weg.

Frage:

Bei dem Gedanken an essen verspüre ich Übelkeit (nicht beim Gedanken an einen Cheeseburger)?

Antwort:
Das ist ganz normal

Frage:
Gibt es Aufnahmen oder Bilder von der Operation oder von meiner Gallenblase?

Antwort:
Nein, die Gallenblase wurde an einen Pathologen gesendet. Es gibt keine Bilder von der OP oder der Gallenblase.

Der Arzt sagte mir dann, dass soweit alles OK ist und ich nun das Krankenhaus verlassen darf. Dies musste mir man natürlich nicht zweimal sagen. Ich habe dann ganz entspannt meine sieben Sachen gepackt, alles aufgeräumt und bin dann zur Stationsschwester gegangen. Hier bekomme ich noch meine Krankenbescheinigung, ein Rezept für die Schmerzmittel und einen Brief für meinen Hausarzt. Nächste Woche muss ich zu meinem Hausarzt um die Nähte der Wunden am Bauch kontrollieren zu lassen.

Entlassung aus dem Krankenhaus

21.02.2018 - ca. 8.30 Uhr

Da es mir wirklich gut ging habe ich beschlossen selbst nach Hause zu fahren. Mein Auto hatte ich in der Krankenhauseigenen Tiefgarage abgestellt. Nachdem ich festgestellt habe, dass eine EC-Karte am Parkscheinautomat nicht funktioniert und ein Fünfzigeuroschein auch nicht angenommen wird musste ich erst mein Geld wechseln lassen. Wer hätte das gedacht. Also zurück zur Station, Geld wechseln und wieder zurück zum Auto. Ticket zahlen, und raus aus der Tiefgarage.

Mein größtes Problem am Entlassungstag war wirklich der Parkscheinautomat! Es waren nicht die Schmerzen, nicht das tragen des Gepäcks zum Auto, nicht das Ankleiden am Morgen oder das zusammenpacken, nein, es war der Park-Schein-Automat! Nachdem dieses Problem aber auch gelöst war stand meiner Heimfahrt nichts mehr im Wege.

Das was jetzt kommt darf wahrscheinlich kein Arzt hören oder lesen.

Ich hatte dieses starke Verlangen nach herzhaftem, Essen.
Mir war klar, dass ich es nicht übertreiben darf, aber dennoch musste ich sofort damit anfangen meine Grenzen aus zu testen. Wenn die die Psyche sagt, das etwas für Dich gut ist, dann hat das manchmal einen positiven Effekt auf Dich, auch wenn es rein chemisch / ernährungstechnisch gerade so gar nicht passt.

Der erste Cheeseburger

21.02.2018 ca. 9 Uhr

Wie Anfangs des Tages schon beschrieben hatte ich ein extremes Hungergefühl. Irgendwie habe ich mir einen Cheeseburger von der Firma mit dem Goldenen M eingebildet. Es gibt hier die ganz normalen, für mich eher "kleinen" Cheeseburger. Genau so einer sollte es nun sein. Ein Schnellrestaurant war ca. 3 Kilometer von der Klinik entfernt. Inzwischen war es 8.30 Uhr und das Restaurant hatte bereits geöffnet. Es hört sich vielleicht blöd an, aber ich brauche nun irgendetwas zu Essen mit Substanz. Ein Tag mehr bei zwei Scheiben Wurst und ich hätte rebelliert!

Also kaufte ich mir einen Cheeseburger. Denselbigen aß ich auf dem Nachhauseweg im Auto. Stück für Stück, schön langsam, da ich nicht wusste, wie mein Körper darauf reagiert.

Dieser Cheeseburger nach dem Krankenhausaufenthalt war der BESTE CHEESEBURGER seit langem! Einfach toll.

Meine Heimfahrt verlief ohne Zwischenfälle. Es blieb bei dem kurzen Stopp im Restaurant. Um ca. 9.30 Uhr war ich dann wieder zuhause. Endlich das eigene Sofa und Bett! Das Krankenhause hatte mich nun sieben Tage krank geschrieben. Nächste Woche muss ich zu meinem Hausarzt um die Verheilung der Narben prüfen zu lassen. Auch habe ich ein Rezept für Schmerzmittel mitbekommen.
Da sich die Schmerzen in Grenzen halten beschließe ich mir die Arznei zwar aus der Apotheke zu holen, aber diese bis auf weiteres nicht einzunehmen. Wie gesagt, ich hatte keine Schmerzen, von daher sah ich es nicht für nötig meinen Körper mit Chemie zu belasten.

Neben dem Arzneirezept und der Krankmeldung bekam man auch einen Ernährungsplan mit an die Hand. Es gibt zwar keine strikte Diät nach einer Gallenblasen OP, aber die Medizin spricht hier Empfehlungen aus.

Verhalten in den ersten Tagen nach der OP

Jeder Mensch reagiert anders auf Eingriffe und Veränderungen. Es gibt bei einer Gallenblasen OP keinen generellen Diätplan, aber es werden Empfehlungen ausgesprochen an die man sich in den ersten Wochen nach der OP halten sollte, bis sich sich der Körper an die neue Situation angepasst hat.

Die Gallenblase speichert die von der Leber abgegebene Flüssigkeit und gibt diese bei Bedarf an den Zwölffingerdarm ab. Diese Möglichkeit ist nun nicht mehr vorhanden, sprich die produzierte Gallenflüssigkeit wird nun direkt an den Zwölffingerdarm abgegeben.

Es gibt hier unterschiedlichste Aussagen bezüglich Problemen, Einschränkungen bei essen, etc. Die meisten Menschen haben in der Zukunft keine Probleme und können meist alles essen wie auch vor dem Eingriff. Ich kann hier nur das wieder geben was auch mir gesagt wurde. Bestätigen kann ich diese Aussagen leider noch nicht. Meine OP wurde vor 5 Tagen durchgeführt, daher kann ich noch nicht sagen wie es bei mir sein wird bezüglich dem Essen. Im Moment habe ich keine Probleme und ich achte im Moment auch nicht unbedingt auf den Ernährungsplan. Ich teste vielmehr meine Grenzen aus und stelle mit erstaunen fest, das gar nichts passiert. Es ist alles beim Alten.

Wie gesagt, jeder Mensch reagiert anders. Ich kann hier nur für mich selbst sprechen. Ich habe soweit keine Probleme.

Wenn man sich unsicher ist und den Körper nicht unnötig belasten will, dann sollte man sich an die Ratschläge der Ärzte halten. Dann ist man auf jeden Fall auf der sicheren Seite bis sich der Körper an die veränderte Situation angepasst hat. Generell wird in den ersten Wochen nach der OP zu einer ausgewogenen Ernährung geraten. Man sollte sehr fette oder stark gewürzte Speisen meiden, da es zu Durchfall kommen kann. Auch kann es leichter zu einem Völlegefühl kommen. Die Ärzte raten hier zu einer ausgewogenen Ernährung mit wenig Fett, viel Vitaminen und ausreichend Ballaststoffen. Auch das trinken sollte man nicht vernachlässigen. Es wird zu einer ausreichenden Flüssigkeitsaufnahme geraten. Am besten eignet sich hier Kohlensäurearmes Mineralwasser.

Warum ist dies so?

In den ersten Wochen nach der Operation kann die Fettverbrennung durchaus noch gestört sein. Erst im Laufe der Zeit, wenn der Hauptgallengang von Leber zu Zwölffingerdarm sich entsprechend geweitet hat, um immer ausreichend Galle zu fördern, dann normalisiert sich laut Medizin in den meisten Fällen die Fettverdauung.

Auf den nächsten Seiten finden Sie noch eine Auswahl entsprechender Lebensmittel die sich perfekt eignen um die ersten Wochen nach der OP zu bewältigen.

Lebensmittelauswahl nach der OP

Generell sollte eine Ernährung auf Basis von leichter Vollkost angestrebt werden. Folgende Lebensmittel eignen sich sehr gut für die ersten Tage und Wochen nach einer Gallenblasenoperation:

Milch und Käse:
Fettarme Milch; Milchprodukte; milder, fettarmer Käse;

Fleisch:
Kalbfleisch; mageres Schweinefleisch; mageres Rindfleisch; generell magere Wurstsorten; Wild; Geflügel;

Fisch:
Magere Süßwasserfische; Magere Salzwasserfische; Schalen- und Krustentiere; magere und milde Fischprodukte;

Eier/Eierspeisen:
Weichgekochte Eier; magere Eierspeisen;

Brot:
Feiner Vollkornprodukte;

Reis, Kartoffeln, Nudeln:
Generell Reis, Nudeln, Grieß; magere Kartoffelgerichte;

Gemüse und Obst:
Keine Blähenden Gemüsesorten; kein unreifes Obst;

Getränke:
Tee; milder Kaffee; kohlensäurearmes Mineralwasser; milde Gemüsesäfte; verdünnte Obstsäfte;

Geeignete Zubereitungsverfahren:
Garen; Dämpfen; Dünsten; Kochen mit wenig Fett

Zusätzliche Tipps

Achten Sie darauf, dass Sie am Tag mehrere kleine Mahlzeiten (4 - 5) aufnehmen anstatt wenige große. Kleinere Portionen werden besser verdaut und belasten insgesamt weniger.

Essen Sie so wenig wie möglich fetthaltige Gerichte. Fetthaltige im Sinn von paniertem, frittiertem oder fett gebratenem.

Essen Sie gut verträgliche, leicht verdauliche Lebensmittel. Beachten Sie die vorangegangene Tabelle.

Vermeiden Sie stark Blähende Gemüsesorten wie Kohl, Zwiebeln oder Hülsenfrüchte. Es kann hier u. U. zu Beschwerden kommen.

Nehmen Sie ausreichend Ballaststoffe zu sich. Eine Mindestmenge von 30 Gramm pro Tag ist zu empfehlen. Ballaststoffe sind vor allem in Gemüse, Getreide und Obstprodukten enthalten.

Notizen / Bemerkungen / Sonstiges